EL pH de conexión.

ENFERMEDADES CRÓNICAS MEJOR enfoque NATURAL para ayudar y prevenir.

Escrito por: **SHEILA BER:** consultor naturista.

INTRODUCCIÓN:

Soy un tecnólogo microbiológicos y químicos, que se encuentra actualmente trabajando como consultor naturista.

Estoy escribiendo este libro para asesorar y ayudar a prevenir, varias enfermedades crónicas, que he vivido yo.

Soy un sobreviviente de cáncer de mama y enfermedad de Crohn. Gran parte del asesoramiento prestado en este libro, es de mi micro-experiencia de fondo biológico y químico y también desde el mío personal.

Dedico el libro a mis hijos: Bernardo y Felipe.

El libro también está dedicado a todos los que buscan ayuda, su dolor innecesario y sufrimiento.

ÍNDICE:

¿Qué es pH?

pH es un acrónimo de "potencial de hidrógeno", o el ácido relación alcalina existentes en toda la materia y nuestro cuerpo 7.365 medición del pH es el punto de referencia para medir nuestra salud.

Nuestro valor del rango normal de pH puede ser asimilado a nuestro cuerpo temperatura; cada uno de nosotros tiene un valor de rango normal de 98.6 grados. Cuando la temperatura de nuestra cuerpo aumenta o disminuye normalmente experimentamos los síntomas y más importante, nos
También saben que hay una razón subyacente cuando la temperatura no es normal.

escala de pH mide ácido a alcalino: 0 a 14.

El pH de nuestro cuerpo debe ser 7.365, que es considerada neutral.

7.365 ser neutral, si su pH es 6.365 - es 10 veces más ácido que el rango normal.

7.365 ser neutral, si su pH es 5.365 - estás más ácido que el rango normal de 100 x.

Puede ver cómo el factor pH compuestos de sí mismo. Por eso, la gente se sentirá como si su salud se precipitaron y por lo tanto están obligada a tomar medidas para normalizar su balance de pH.

ALKALIZE y sobreviven!

MAMA cáncer prevención sugerencias y consejos por SHEILA BER (sobreviviente) & consultor naturista.

50% DE TODOS LOS CÁNCERES PUEDEN EVITARSE!

1) ALKALIZE su cuerpo , 2) Tomar diariamente vitamina D3 , 5.000-10.000 I.U. dividido en 2: estoy & PM forma Simple y barata para alkalize: 1/2 cucharadita bicarbonato de sodio en 1 taza de agua, diariamente.
Si su dieta se compone de carbohidratos excesivo (incluidos los azúcares), y su nivel de estrés es muy alto, tomar medicación, usted fuma, su pH de cuerpo definitivamente sería muy ácida.
Entonces tienes que tomar bicarbonato de sodio, 2 x un día, para garantizar su cuerpo no es ACIDIC, por lo que desanimará a cáncer de próspero.

Nota: Las células CANCEROSAS amor para prosperar en medio ácido.

Es química básica!

2) Tomar PROBIÓTICOS: 1-2 cápsulas al día.

3) Comer muchas frutas y verduras. Menos carbohidratos y grasas.

4) Tomar 1-2 cucharada lino aceite o aceite de pescado de hígado de bacalao diariamente! Reducir la inflamación y también disminuir el riesgo de cáncer.

5) No fumar, ni comer alimentos ahumados. Manténgase alejado de embutidos de carne. Comer pescado, pollo y legumbres que tienen cáncer combates propiedades.

6) Utilizar dentífricos fluorados y libre de parabeno. Fluoruro compite con el yodo en su cuerpo, causando así la tiroides y desequilibrio de hormonas.

7) Usar agentes de limpieza que son verdes y libre de sustancias químicas nocivas volátiles.

8) Para reemplazar a desodorantes: utilizar una pequeña mezcla de <u>bicarbonato de sodio</u> y agua y aplicar en armas etc.
Le mantendrá olor fresco durante varios días. Puede repetir diariamente. Es barata, efectiva y simple.
No deja manchas en su ropa.

9) Abstenerse de beber alcohol, si es posible. Alcohol aumenta el nivel de estrógeno, alimentando el crecimiento del cáncer, (especialmente el cáncer hormonal) si es excesiva.

10) Compruebe periódicamente su nivel de tiroides. La tiroides controla todas las funciones corporales, incluyendo las hormonas.

11) Todas las bebidas alcohólicas contienen levadura. Sobrecrecimiento de levadura es tóxico, dañando y puede hacerte propenso al cáncer.

Al comer o beber yeasty alimentos, bebidas, tales como: PIZZA, pasta, vino, cerveza, consumir con moderación y tomar inmediatamente probióticos, para deshacerse de la levadura excesiva en su cuerpo. Probióticos también digerir y matar la levadura.

*Nota: una fuerte presencia de levadura y Candida puede suponer un alto riesgo de desarrollar cáncer de mama.

12) Diario comprobar tu nivel de pH de orina. PH óptimo es: 6.5-7.5).

13) Hacer análisis de sangre, una vez en 6 meses y comprobar su nivel de ESR. Indica el tipo de inflamación en su cuerpo. Nivel de inflamación alto puede inducir el crecimiento del cáncer. Compruebe también el estado del <u>hígado</u> .

14) Compruebe su nivel de <u>hormonas</u> . Si el nivel de estrógeno es alto, son entonces se considera que el estrógeno dominante y por lo tanto, un mayor riesgo de desarrollar aquellos asociados cáncer.

<u>Para equilibrar sus hormonas</u> , se recomienda usar crema de progesterona Bioidentical 3% - 6%, una vez o 2 veces al día.

Simplemente aplicarlo sobre la piel, diariamente, alternando zonas: <u>abdomen</u>, <u>frente cuello</u>, <u>dentro de mediados de armas</u>, <u>interior y posterior de los muslos</u>.

Te requieren una receta médica. Cualquier doctor con un enfoque alternativo complacerá asistirle.
Bioidentical progesterona es beneficioso para: equilibrio de la tiroides, salud ósea, corazón, sistema nervioso y mucho más.

Para obtener más información visite:

http://www.hystersisters.com/vb2/article_97232.htm y http://www.hormone-healthy.com/Benefits_of_Natural_Progesterone.htm.

15) Consulte con un médico naturista, si usted tiene parásitos, particularmente la TREMATODOS, que causan cáncer! La prueba es breve y simple, y se realiza a través de dispositivo computarizado de los sensores Electro Dermal.

* Tuve cáncer de mama y descubrió a través de esta prueba, que tenía trematodos que asumió, casi el 70% de mi cuerpo, cuando el cáncer ya estaba presente. Había que conocido antes, que les tenía, y tiene un tratamiento adecuado, cáncer no habría sido el resultado.
Puede obtener trematodos, comer verduras, mal lavados, también pescado y carne insuficientemente cocida.

16) Mantener su estrés nivel hacia abajo. Encontrar formas de tratar con eficacia, por lo que no deja impacto negativo, tóxico en su cuerpo, que puede resultar en cáncer, o en otras enfermedades graves.

<u>Química del cuerpo</u> : Estrés, dieta ácida, medicamentos, alcohol, cigarrillo, parásitos (incluyendo levaduras, hongos), todos contribuyen al pH ácido del cuerpo. Es muy difícil mantenerse ligeramente alcalino en todos los tiempos, para la mayoría de las personas, a menos que uno adopta medidas para revertir el pH ácido
La forma más sencilla para revertir la acidez es alkalize: beber 1/2 cucharadita BICARBONATO de sodio en 1 taza de agua, con 1 tableta de potasio (para mantener sus electrolitos equilibrados). Hacer 2-3 al día. Bicarbonato de sodio es inofensivo, le brinda energía, agrega oxígeno, mejor digestión, tiene efecto de desintoxicación y neutraliza la acidez del cuerpo.

Si su nivel de acidez es demasiado alto, necesita repetir el anterior 2 - 3 veces al día, por lo que su cuerpo será ligeramente alcalino: pH 7.0-7.5.

** Para comprobar el pH de la sangre, simplemente comprobar el pH en la orina, 2 x un día. Si usted tiene cáncer, debe comprobar al menos 3 x un día. Cáncer más acidifica el cuerpo, liberando sus toxinas.

Una simple prueba se realiza con un q-Tip (recubiertos con cúrcuma y tiene color amarillo claro) y se coloca bajo el flujo de orina.
Si el pH es ácido, permanecerá amarilla, y si es alcalino, el color de la q-Tip aparecerá en color que van de naranja a rojo color vino.
Naranja al vino tinto, son los colores que desea alcanzar.
Si ves amarillo en su q-Tip, inmediatamente alkalize, tomando su bicarbonato bebida, como se describió anteriormente.

** Para preparar sus Q-Tips para la prueba, siga los siguientes pasos: en un pequeño recipiente, colocar varias cucharadas de frotar alcohol etílico (S.D.M.). Mezclar: 1/2 cucharilla polvo de cúrcuma. Mezclar bien. Sumergir el 10-20 Q-Tips en la mezcla. Dejar secar sobre un trozo de papel. Cortarlas en 1/2, por lo que puede utilizar ambos extremos para más pruebas. Vas a tener un suministro de mes para hacer sus pruebas diarias de pH.

17) Debe tomar su <u>diarios vitaminas</u> y <u>minerales</u> que ayudan a combatir cáncer, y los más importantes son: BETA CAROTENO - 20.000 I.U.

B-12- <u>Metil</u> <u>cobalamina</u> versión es mejor! Para una absorción óptima, 1000-5000 mcg. Acido folico - 5 mg.

COMPLEJO b incluyendo Multi minerales.

VITAMINA C - 2.000 mg.

<u>Minerales más importantes</u> : Zinc citrato -100 mg. Selenio -100-200 mcg, Potasio 99 mg, Calcio Citrato 1000mg - 1500 mg. diariamente, Magnesio citrato y malato 500 mg.

18) También debe tomar <u>enzimas pancreáticas que contiene bilis de buey.</u> Enzimas digestión alimentos, parásitos, células cancerosas, asunto putrefacto dejado en las entrañas. Ayudan a descomponerlo y mantener el cuerpo limpio. También ayuda a reducir la inflamación. Tome uno con cada comida.

También se recomienda tomar 2 tabletas antes de irse a la cama por la noche. Si tienes cáncer, tomar hasta 5 tabletas de enzima durante la noche, como las células cancerosas de enzimas ayuda resumen.
Espero que encuentres la información útil.

BER SHEILA, 2012.

Descargo de responsabilidad.

CÁNCER DE PRÓSTATA ASESORAMIENTO Y CONSEJOS DE PREVENCIÓN.

50% DE TODOS LOS CÁNCERES PUEDEN EVITARSE!

1) ALKALIZE su cuerpo, 2) tomar diariamente vitamina D3, 5.000-10.000 I.U. dividido en 2: estoy & PM forma Simple y barata para alkalize: 1/2 cucharadita bicarbonato de sodio en 1 taza de agua, diariamente. Junto con Sosa, le aconsejó tomar 1 mg de cápsula 99 de potasio, a fin de mantener sus electrolitos equilibrados. También para ayudar a mantener una presión arterial normal.

Si su dieta se compone de carbohidratos excesivo (incluidos los azúcares), y su nivel de estrés es muy alto, tomar medicación, fuma, por lo tanto su pH cuerpo definitivamente sería altamente ácida.

La forma más sencilla para neutralizar, es tomando la alkalizer básica, bicarbonato de sodio. Considerar 2 x un día, para garantizar su cuerpo es <u>no ácidas</u>, por lo que se desalienta cáncer de próspero y difusión. <u>Nota</u>: las células CANCEROSAS amor para prosperar en medio ácido.

Es química básica!

2) Tomar PROBIÓTICOS: 1-2 cápsulas al día.

3) Come muchas frutas y verduras. Menos carbohidratos y grasas.

4) Tomar 1-2 cucharada aceite de hígado de pescado aceite de lino y bacalao diariamente! Reducir la inflamación, así también disminuir el riesgo de cáncer.

5) No fumar, ni comer alimentos ahumados. Manténgase alejado de embutidos de carne. Comer pescado, pollo y legumbres que tienen cáncer combates propiedades.

6) Utilizar dentífricos que son fluoruro y libre de parabeno. Fluoruro compite con el yodo en su cuerpo, causando así la tiroides y desequilibrio de hormonas.

7) Usar agentes de limpieza que son verdes y libre de sustancias químicas nocivas volátiles.

8) Para reemplazar los desodorantes: usar una pequeña mezcla de <u>bicarbonato de sodio</u> y agua y aplicar en armas etc.
Le mantendrá olor fresco durante varios días. Puede repetir diariamente. Es barata, efectiva y simple.
No deja manchas en su ropa.

9) Abstenerse de beber alcohol, si es posible. Alcohol aumenta el nivel de estrógeno, provocando y alimentando el crecimiento del cáncer, (especialmente el cáncer hormonal) si se consume excesivamente.

10) Compruebe periódicamente su nivel de tiroides. La tiroides controla todas las funciones corporales, incluyendo las hormonas.

11) Todas las bebidas alcohólicas contienen levadura. Sobrecrecimiento de levadura es tóxico, dañando y puede hacerte propenso al cáncer.

Al comer o beber yeasty alimentos, bebidas, tales como: *PIZZA, pasta, vino, cerveza* *consumir con moderación y tomar de inmediato* *Probióticos**, para deshacerse de la levadura excesiva en su cuerpo. Probióticos también digerir y matar levadura.*

* Nota: una fuerte presencia de levadura y Candida puede suponer un alto riesgo de desarrollar cáncer de mama.

12) Diario comprobar tu nivel de pH de orina. PH óptimo es: 6.5-7.5).

13) Hacer análisis de sangre, una vez en 6 meses y comprobar su nivel de ESR. Indica el tipo de inflamación en su cuerpo. Nivel de inflamación alto puede inducir el crecimiento del cáncer. Compruebe también su <u>*hígado*</u> *Estado.*

14) Compruebe su nivel de <u>*hormonas*</u> *. Si el nivel de estrógeno es alto, son entonces se considera que el estrógeno dominante y por lo tanto, un mayor riesgo de desarrollar aquellos asociados cáncer.*

Para equilibrar sus hormonas, se recomienda usar crema de progesterona Bioidentical 3% - 6%, una vez o 2 veces al día.

Simplemente aplicarlo sobre la piel, alternando diariamente las zonas: abdomen, frente cuello, dentro de mediados de armas, interior y posterior de los muslos.

Te requieren una receta médica. Cualquier doctor con un enfoque alternativo será feliz ayudar.

Bioidentical progesterona es beneficioso para: equilibrio de la tiroides, salud ósea, corazón, sistema nervioso y mucho más.

Para obtener más información visite:
http://www.hystersisters.com/vb2/article_97232.htm y http://www.Hormone-Healthy.com/Benefits_of_Natural_Progesterone.htm .

15) Consulte con un médico naturista, si usted tiene parásitos, particularmente los TREMATODOS, que causan cáncer! La prueba es breve y simple, y se realiza a través de dispositivo computarizado de los sensores Electro Dermal.

* Tuve cáncer de mama y descubrió a través de esta prueba, que tenía trematodos que asumió, casi el 70% de mi cuerpo, cuando el cáncer ya estaba presente. Había que conocido antes, que les tenía, y tiene un tratamiento adecuado, cáncer no habría sido el resultado.

Puede obtener trematodos, comer verduras, mal lavados, también pescado y carne insuficientemente cocida.

* Nota: El cáncer de próstata es un cáncer hormonal, y sus causas son en muchos aspectos similares a cánceres hormonales femeninos.

16) Mantener su estrés nivel hacia abajo. Encontrar formas de tratar con eficacia, por lo que no deja un impacto negativo, tóxico en su cuerpo, que puede resultar en cáncer, o en otras enfermedades graves.

Química del cuerpo : Estrés, dieta ácida, medicamentos, alcohol, cigarrillo, parásitos (incluyendo levaduras, hongos), todos contribuyen al pH ácido del cuerpo. Es muy difícil mantenerse ligeramente alcalino en todos los tiempos, para la mayoría de las personas, a menos que uno adopta medidas para revertir el pH ácido del cuerpo.

Es la forma más sencilla de alkalize: beber 1/2 cucharilla **BICARBONATO** *de sodio en 1 taza de agua,* <u>*con 1*</u> tableta *potasio (para mantener sus electrolitos equilibrados). Hacerlo 2-3 día.*

Bicarbonato de sodio es inofensivo, le brinda energía, agrega oxígeno, mejor digestión, tiene efecto de desintoxicación y neutraliza la acidez del cuerpo. Si su nivel de acidez es demasiado alto, necesita repetir el anterior 2 - 3 veces al día, por lo que su cuerpo será ligeramente alcalino: pH 7.0-7.5.

** Para comprobar el pH de la sangre, simplemente comprobar el pH en la orina, 2 x un día. Si usted tiene cáncer, debe comprobar al menos 3 x un día. Cáncer más acidifica el cuerpo, liberando sus toxinas.

Una simple prueba se realiza con un q-Tip (recubiertos con cúrcuma y tiene color amarillo claro) y se coloca bajo el flujo de orina. Si el pH es ácido, permanecerá amarilla, y si es alcalino, el color de la q-Tip aparecerá en color que van de naranja a rojo color vino.

Naranja al vino tinto, son los colores que desea tener. Si ves amarillo en su q-Tip, inmediatamente alkalize, tomando su bicarbonato bebida, como se describió anteriormente.

** Para preparar sus Q-Tips para la prueba, siga los siguientes pasos: en un pequeño recipiente, colocar varias cucharadas de frotar alcohol etílico (S.D.M.). Mezclar: 1/2 cucharilla polvo de cúrcuma. Mezclar bien. Sumergir el 10-20 Q-Tips en la mezcla. Dejar secar sobre un trozo de papel. Cortarlas en 1/2, por lo que puede utilizar ambos extremos para más pruebas. Vas a tener un suministro de mes para hacer sus pruebas diarias de pH.

17) Debe tomar su <u>diarios vitaminas</u> y minerales que ayudan a combatir cáncer, y los más importantes son:

BETA CAROTENO - 20.000 I.U.

B-12 - <u>Methylcobalamin</u> versión es mejor! Para una absorción óptima, 1000-5000 mcg.

Acido folico - 5 mg.

Complejo b incluyendo Multi minerales.

VITAMINA C - 2.000 mg.

Minerales más importantes: *Zinc citrato* **-100 mg.** *Selenio* **-100-200 mcg,** *Potasio* **99 mg,** *Calcio Citrato* **1000mg - 1500 mg. diariamente,** *Magnesio citrato y malato* **500 mg.**

18) También debe tomar <u>enzimas pancreáticas que contiene bilis de buey.</u> Enzimas digestión alimentos, parásitos, células cancerosas, asunto putrefacto dejado en las entrañas. Ayudan a descomponerlo y mantener el cuerpo limpio. También ayuda a reducir la inflamación. Tome uno con cada comida.

También se recomienda tomar 2 tabletas antes de irse a la cama por la noche. Si tienes cáncer, tomar hasta 5 tabletas de enzima durante la noche, como las células cancerosas de enzimas ayuda resumen.

BER SHEILA, 2012.

Descargo de responsabilidad.

ENFERMEDAD de CROHN ayuda y mejor asesoramiento – mi régimen de éxito Personal.

MI MEJOR CONSEJO PARA USTED:

***Vitamina D3** deficiencia es un factor importante para la enfermedad de Crohn. Tomo I.U. de 8.000-10.000 al día, dividido por dos, 2 x día.*

Intente como yo tomar la dosis anterior, pero siempre con una cuchara de aceite de lino o pescado, para optimizar la absorción. La vitamina d se te dan energía, reducir la inflamación, balance de su
Tiroides y otras hormonas, protegen contra el desarrollo cáncer, mantener el sistema nervioso saludable, le ayudan a dormir mejor y mucho más.

Eliminar los azúcares y reemplazarlos con miel en todo! Miel está compuesto por mono-químico y fácilmente digerido por entrañas padece la enfermedad de Crohn, por lo tanto menos crecimiento bacteriano provoca inflamación. Intente también tomar 1/2 cucharaditas de miel MANUKA, el estómago vacío 1 hora antes de una comida.

Cura cualquier herida dentro y fuera del cuerpo!!!!!! *<u>Si es alérgico a la fructosa, no comer miel!</u> Tratar de Stevia.

* Nota: si la miel no es almacenado correctamente, o viene en un embalaje insuficiente, es vulnerable a la contaminación bacteriana. Se puede almacenar a temperatura ambiente, siempre con la tapa cerrada correctamente.

Ayuda contra cualquier dolor abdominal! Probé cuando tuve dolor de ataque de la enfermedad de Crohn, el dolor había desaparecido. El costo es de aproximadamente $12 una de frasco pequeño y dura un tiempo razonablemente largo.

AZÚCAR EN CUALQUIER FORMA, ES EXTREMADAMENTE PERJUDICIAL PARA LOS INTESTINOS INFLAMADOS DE ENFERMOS DE CROHN.

Intentar evitar fumar y el café, sólo una vez al día o cada día! En lugar de café, para estar alerta y despierto, poner un guión o dos de pimienta de CAYENA en 1/2 taza de agua caliente, o en ensaladas, sopas y los platos. Hace maravillas! También tiene dolor fuera!!!!!!

Tomando diariamente: 2 cucharadas de vinagre de manzana en 1 taza de cálidas aguas, ayuda tremendamente! Absolutamente!

También tomo 1 aspirina de estucado bebé 81 mg. cada día o cada dos días. Mantiene inflamación abajo, y la sangre fina, debido a la alta ESR asociados con la enfermedad de Crohn.

Evita posibles trazos en adultos mayores, debido al conteo de plaquetas de sangre alto asociado y alta ESR!

No te arrepentirás implementar las sugerencias anteriores, como usted los está recibiendo desde sufre de una enfermedad de Crohn como usted, que es maduro en años, y con experiencia, y que ha probado de todo.

Yo he facilitado en este libro, muchas sugerencias útiles para situaciones de emergencia. Si no lo intentas, nunca sabrás..

cheque con su G.P. su tiroides y nivel de hemoglobina. Puede que necesite pastillas de hierro (mejor de origen vegetal). www.vitacost.com vende barato - artículo # CTL4026594. Tomar 3 al día con vitamina C - 500-1000 mg. durante 3 meses.

Cuando en un dolor intenso, socorro inmediato, también tomar 1 cucharada de plata coloidal, pero swash en la boca durante unos segundos y, a continuación, tragar. En 5-7 minutos, el dolor subsidios.

Además tomar: <u>complejo ROBERT</u> enzimático terapia (aproximadamente. $20-), que es extremadamente útil para evitar un ataque.
Considerar 3 x un día, durante varios días, el estómago vacío hasta que se sienta mejor.

Dolor de la enfermedad de Crohn, cualquier dolor abdominal, puede mitigar efectivamente también, con brebaje de hierbas hervidas (5 min.): Salvia, menta, anís. Bebida caliente, varias veces por día. Es muy sanador y desintoxicante. No olvides la miel MANUKA también para el dolor.

No : comer alimentos fritos!

No beber leche cruda! Debe minimizar la leche de consumo. Puede beber 2-3 tazas a la semana, pero usted debe hervir primero!!!!!! Porque la leche tiene una bacteria específica que agrava seriamente la enfermedad de Crohn, pero si usted hervirlo, no deberían tener ningún problema.

No beber alcohol, como todas las bebidas alcohólicas contienen levadura. Sobrecrecimiento de levadura es tóxico, dañando y puede causar inflamación.

7A) al comer o beber yeasty alimentos, bebidas, tales como: PIZZA, pasta, vino, cerveza, consumir con moderación y tomar inmediatamente probióticos, para deshacerse de la levadura en su cuerpo, antes de que llegue fuera de control. Probióticos también digerir y matar la levadura.

Comer : 2-3 x semana salmón pescado y pollo también. Estos son curativas para las entrañas y antiinflamatorios. Son beneficiosos para el corazón, cerebro y para la depresión como.

Tomar: Aceite de hígado de bacalao: 2-3 cucharadas diariamente. Es anti inflamatorio y mantiene los vasos sanguíneos en buena forma. También ayuda a evitar la depresión.

Comer arroz diariamente si es posible, hasta que llegue mejor. Cuando te sientes mejor, puede aumentar sus patatas y la ingesta de pan (trigo o granos 7).

 El arroz es el carb sólo complejo que realmente mejor coincide con la enfermedad de Crohn. Usted puede cocinar de muchas maneras.

Incluso puede agregar pasas, display almendras, agregar 3 cucharadas de miel, 2 cucharada de aceite de semilla de uva (mejor aceite) y 1/2 cucharadita de mantequilla, nuez moscada, algunos cáscara de limón rallado, canela (cucharadita de 1/3), 1/2 taza de leche o leche condensada (en una lata).

Llevar a ebullición y cocer durante unos 15 minutos. Comer frío o caliente.

Lo peor que puedes hacer es sentir lástima por sí mismo. Sé que la enfermedad de Crohn puede causar depresión. Pero tienes que seguir siendo fuerte, positivo y esperanzador! Usted debe seguir con vida.

Tienen que ser flexibles cuando se trata de alimentos y renunciar a los elementos que te causan problemas (inflamación).

* Si comete un error y come algo que no debería, o estrés provoca un ataque, a pesar de todos los esfuerzos, no renunciar! Seguir luchando lo y hacer todas las sugerencias que se le dio en este libro.

Se tarda en sanar, y lentamente curará, prometo! Sin embargo, tienes que hacer algunos cambios, sólo tienes que, o podría sufrir gran momento.

Sólo tienes que visualizar sus intestinos y lo pones en ellos!

Siempre tomar miel para sustituir el azúcar y la miel MANUKA dolor. Tomar también PROBIÓTICOS ("Primal Defense" es mejor!) a mantener nivel microbiano e inflamación abajo.

Si usted es alérgico a la fructosa, no comer miel! Recuerde: que los intestinos pueden sanar en cualquier momento, pero poco a poco y sin duda.

Sin embargo, tienes que controlar lo que come y cuánto. Sólo intenta buscar dentro de TI. Mantener la calma, trate de no preocuparse.

Si se siente deprimido, debe tomar complejo B 2 - 3 veces al día y L-teanina (aminoácido) 1-2 al día. Beber café: una vez al día bastante! Incluso diluido (eleva su nivel de serotonina, haciendo que el contenido de sensación de usted).

Tomar 2 cucharada bacalao aceite de hígado al día, como combate la depresión y la inflamación!

Comida China puede ser oleoso.

Si es vegies y arroz, que no son grasas, está bien. Salsa de soja y agrava la enfermedad de Crohn, así mantenerse alejado de ella.

El naranja es también muy agravante. En lugar de limón en la comida, usar cal, ya que es mejor para las entrañas de la enfermedad de Crohn.

Pollo Teriyaki tiene salsa de soja y puede agravar. Steak es buena, patatas encuentro OK, añadir aceite de oliva sobre ellos, algunos perejil, jugo de limón y sal, todo es excelente cata y curación.

Me parece que si comer 3 veces por semana y luego descansar 3 días, alternativamente, su cuerpo no desarrollar intolerancia (alergia) de los huevos de huevos. Pero luego es individual.

Blanco harina en cualquier forma (pan, pasteles, galletas etc.) no es bueno para la enfermedad de Crohn. Comer pan de trigo integral o granos 7, pero mantener al mínimo, como la harina se convierte en azúcares (polisacáridos, disacáridos) y sus entrañas tendrán dificultades para les digerir la.

Carbohidratos complejos como el arroz (Basmti es mejor!).
Patatas, 3 x una semana está bien.

Sandwich con carne cocida casa está bien, pero definitivamente no los fiambres!

Fiambres causará un ataque inmediato y la inflamación más como resultado. Las entrañas pueden reaccionar negativamente, incluyendo la formación de un bloqueo.

No comer : Manzanas, naranjas, pizza (por ahora).

<u>Se puede comer</u> : Plátanos (muy buena! incluso 2-3 x al día), brócoli es muy buena, pero debe ser lavado y hervido durante 3-5 minutos, para que sea más fácil en las entrañas de digerir. Zanahorias son muy buenas, pero ahora, hasta sus entrañas obtener mejores, deben cocinar las zanahorias durante unos 10 minutos, de fácil digestión.

Tomates son muy buenos, pero pueden irritar los intestinos sensibles. Pueden comer tomates frescos con aceite de oliva espolvoreado por encima, y sabe yummi.

Rebanadas de pizza 1-2 son correctas, pero debido a la <u>levadura</u> en la corteza, debe tomar 2 cápsulas de PROBIÓTICOS enseguida, para digerir y matar la levadura. De lo contrario, podrían dar dolor y distensión abdominal.

Pancakes son correctas, si comes 2-3, sólo con miel, no otros jarabes, <u>o incluso el jarabe de arce</u>, debido a que el contenido de azúcar (disacáridos) en ellos, que puede dañar sus entrañas.

Buena suerte!

BER SHEILA, 2012.

DESCARGO DE RESPONSABILIDAD.

PREVENCIÓN mejor asesoramiento y ayuda de artritis.

MI MEJOR CONSEJO PARA USTED:

El basic causas que contribuyen a la artritis son como los siguientes:

1) Alta actividad microbiana que los resultados en inflamación.
Tomar probióticos ! Tienen muchos beneficios para la salud,
y ayudan a combatir y eliminar los microbios, que causar inflamación.

2) Acción mecánica de las articulaciones y la erosión de cartílago.
Cartílago actúa como aislante entre los huesos.

Causas mecánicas varían e incluyen desgaste: uso constante, sobre uso o mal uso de las articulaciones, aumentando el riesgo de daño a ellos.

Damas: <u>minimizar usando tacones.</u> Todos: ropa cómoda COAS que le brindan un apoyo adecuado. Compruebe también su cuerpo equilibrio. Efectos de cuerpo desequilibrado la forma de caminar y así también efectos la mecánica función de rodillas. Si usted siente que falta equilibrio, ver un quiropráctico o un fisioterapeuta. Puede que necesite ajustar su espalda y postura periódicamente.

<u>*Ejercicio</u>: haciendo ejercicios diarios, dentro de su cómodo límites, con un poco de desafío o resistencia, le ayudará a construir resistencia, el equilibrio y la movilidad. Por favor, vea la cláusula # 10 a continuación para obtener más información.

*3) **Presión** -Presión de peso pesado, en las articulaciones, particularmente en las rodillas, puede contribuir a mayor daño y la erosión de los cartílagos, tendones y huesos.*
No llevar pesos pesados. Manejar el peso que se siente es luz y no ejercerá presión sobre sus rodillas.
Sus rodillas llevan gran parte de su peso corporal. Si usted son sobrepeso, que usted se beneficiará enormemente de perder peso que se siente cómodo a usted y que también será benefician a sus rodillas y otras articulaciones.

*4) **Temperatura** - Mantener sus articulaciones calientes, especialmente el rodillas durante temporadas frescas y frías. Las rodillas son muy sensible al frío. Temperatura frío agrava y anquilosa ellos, así como todas las otras articulaciones, resultando en inflamación y el dolor, especialmente si usted ya sufren algunos grado de artritis.*

***Solución** : Usar calentadores de pierna, tirados sobre sus rodillas, día y noche, para asegurar que se mantengan constantemente calientes!*

* Puede obtener acrílicos calentadores de pierna en más tiendas de Dollarama, a un precio muy bajo.
<u>*Nota:*</u> *Mantener las rodillas caliente, cuando la temperatura de su que rodea es menor de 15 años ° C, hace un mundo de diferencia, a cómo se sienten sus rodillas!*

5) <u>Humedad</u> -Alta humedad en el aire y baja la presión barométrica representan un entorno desfavorable para Enfermos artríticas.

* Cuidar de sus articulaciones, especialmente las rodillas, aplicando un barrera en el área de las articulaciones.

<u>Solución</u> : Una barrera adecuada puede ser cualquier aceite de cocina normal y saludable, tales como la semilla de uva, almendra, mostaza o incluso aceite de Canola.

Masaje diario, ninguno de los mencionados en la zona mixta, durante unos segundos. El petróleo va a dejar una capa delgada, para mantener la humedad fuera.

Además, los aceites que son ricos en antioxidantes, cuando penetrar en la piel, proporcionará sus articulaciones con excelente beneficios para la salud, así como con mucho necesita <u>lubricación</u>.

6) <u>Imbalanced cuerpo Ph. El pH de la sangre debe ser ligeramente alcalino</u> , y si es ácida, da lugar a mayores microbiana actividad en su cuerpo, privación de oxígeno, por lo tanto mayor nivel de inflamación, que se manifiesta de muchas maneras.
En general el pH de cuerpo tiene un efecto significativo en las articulaciones, los vasos sanguíneos, tejidos, órganos, hormonas, en definitiva, todo cuerpo sistemas. PH ácido se atribuye al <u>alto</u> consumo de azúcares y carbohidratos, proteínas, aceites, grasas y <u>estrés</u>!

<u>A alkalize diario hacer lo siguiente</u> : Tomar 1/2 cucharadita <u>bicarbonato de sodio</u> (Arm & Hammer) en 1 taza de agua, con 1 tableta de <u>potasio</u> (a fin de mantener los fluidos de electrolitos equilibradas).

Puede que deba repetir lo anterior 2 - 3 veces al día, por lo que sucuerpo seguirá siendo ligeramente alcalino: pH 7.0-7.5.

Para comprobar el pH de tu cuerpo, simplemente comprobar el pH en la orina, como la siguiente:
Una simple prueba se realiza con un q-Tip (recubiertos con cúrcuma, ytiene color amarillo claro) y se coloca bajo el flujo de orina.
Si el pH es ácido, permanecerá amarilla, y si es alcalino, el color de la q-Tip aparecerá en color que van de naranja a rojo color vino.

Naranja al vino tinto, son los colores que desea obtener. Si ves amarillo en su q-Tip, inmediatamente alkalize, tomando su bicarbonato bebida, como se describió anteriormente.

*** Para preparar sus Q-Tips para la prueba, siga los siguientes simples pasos: en un pequeño recipiente, colocar varias cucharadas de rubbing alcohol etílico (S.D.M.). Mezclar: 1/2 cucharilla polvo de cúrcuma. Mezclar bien. Sumergir el 10-20 Q-Tips en la mezcla. Dejar secar sobre un trozo de papel. Cortarlas en 1/2, por lo que puede utilizar ambos extremos para varias pruebas. Vas a tener un suministro de mes para hacer sus pruebas diarias de pH.*

7) <u>Desequilibrio de electrolitos</u> - *Si no son líquidos electrolitos equilibrado, la <u>conductividad eléctrica</u> en sus articulaciones no es óptimo. Lo que en menos de lo siguiente: circulación de la sangre, oxígeno, nutrientes y energía.*

<u>Para equilibrar los electrolitos tomar diario</u>: <u>Multiminerals</u>, *y también de tablet 1 <u>potasio</u> 99 mg - 1-2 x al día.*

8) <u>Dieta</u> -*Dieta que consta de azúcares excesivas, carbohidratos, basura alimentos que también contienen insalubres aceites y grasas, que podrían ser nocivos y tóxicos a sus articulaciones y cuerpo en general. Azúcares altas dietas en cualquier forma, incluyendo carbohidratos, alimentará el bacterias anaerobias y levadura en su cuerpo, multiplicandollos y aumentar el nivel microbiano, que como resultado mayor inflamación y dolor, por lo tanto la erosión del cartílago de las articulaciones y los huesos.*

<u>Reducir su consumo de azúcares y carbohidratos!</u> *<u>Nota</u>: la miel (monosacáridos) con moderación es muy buena.*

Rompe y se absorbe más rápidamente, permitiendo menos tiempo para microbios para alimentarse y multiplicarse.

Miel puede utilizarse en café, té, repostería y más.

Se mantiene a la temperatura, pero tiene que ser manejado con cuidado, utilizando utensilios de limpieza siempre, durante el uso, para evitar cualquier contaminación microbiana.

9) <u>Estado mental</u> -Si experimenta estrés que es extrema, o si tus emociones están fluctuando fuera de control.

Por supuesto es individual y cada persona extrema varía, de acuerdo a sus capacidades de afrontamiento.

Encontrar formas positivas para lidiar con ella y no dejes que persistir, como es perjudicial para su salud, y sus articulaciones lo sentirá!

<u>Estrés convierte pH cuerpo en ácido</u>:

MAYOR NIVEL DE ESTRÉS = MAYOR ACIDEZ DE CUERPO.

MAYOR ACIDEZ = NIVEL MICROBIANO.

NIVEL MICROBIANO = MAYOR INFLAMACIÓN Y EL DOLOR!

MAYOR RELAJACIÓN = DISMINUCIÓN DE ACIDEZ DE CUERPO.

DISMINUCIÓN DE ACIDEZ = DISMINUCIÓN DE INFLAMACIÓN Y EL DOLOR!

ALKALIZE diariamente! *Véase cláusula # 5 supra.*

Cuando el cuerpo pH es muy ácido, impide normal metabólica
actividades, que provoca la inflamación y el dolor!

* Acidez cuerpo se detecta en sangre y orina, así como en la saliva.

ARRESTO la progresión de artritis en sus articulaciones, tomar el siguiente diario:

1) *500 GLS* *-(Sulfato de glucosamina) o 1 cápsula - 2 x un día de 1000 GLS.*
Usted puede tomarlo con alimentos, si experimenta cualquier malestar.
*Dar tiempo a tener pleno efecto: 3-4 semanas!

2) *Boswellia* *-Una hierba antiinflamatoria que es muy eficaz. 1 tableta 2 x un día.*

3) *MSM* *-(Methylsulfonylmethane) 1000 mg. - excelente en reducir el dolor y la inflamación. Tomar 1 cápsula 2 x un día.*
Para mayor dolor e inflamación, con seguridad puede tardar 1-6 cápsulas 3 x al día, preferentemente el estómago vacío.

4) *Multi-Vitamins.*

5) *Complejo B* *- 1 tableta - 1-2 x al día, con alimentos, para ayudar a combatir estrés.*

6) <u>Vitamina D3</u> -2.000-4.000 I.U. capsula, 2 x al día, tomadas con Aceite de lino y aceite Omega para una máxima absorción. La vitamina d es un esteroides antiinflamatorios.

Es muy beneficioso especialmente en mayor concentración, para mantener la inflamación. Mantiene saludable huesos y tiroides equilibrado. Vitamina D3 puede ser segura tomada, I.U. hasta 10.000 al día, dividido en dos, 2 x a day. Mejora de la salud y reducción de la inflamación, se notaron inmediatamente.

7) <u>Beta caroteno</u> - 1 caplet 2 x un día con la comida. Ayuda a combatir la inflamación!

8) <u>Aspirina</u> 81 mg. <u>recubiertos</u> - incluso cada día. <u>Tomarlo con</u> <u>alimentos sólo!</u> Es muy eficaz en la reducción de la inflamación.

Puede comprobar el resultado marcando su sangre nivel de ESR, al tomar una prueba de sangre.

9) <u>Citrato de calcio</u> - Esta forma es más absorbible. Take 1.200 m.g de-1,500 al día, junto con vitamina C, de forma sinérgica más absorción de ayuda, para mantener los huesos fuertes.

10) <u>Enzimas</u> -Tomar las enzimas con las comidas, a fin de mantener el sistema de digestión limpio y para reducir la inflamación.

11) <u>Ejercicio y Yoga</u> -Debe ejercer diariamente, 15-20 minutos, para mantener sus articulaciones, así como sus músculos reciban rígido. Si no lo hace, experimentará también pobre movilidad.

Cuando trabaje en sus articulaciones y músculos, su cuerpo Fluidos lubricantes bioquímicos esenciales en secretos, gradualmente le ayudarán a alcanzar una óptima movilidad.

Nota: incluso si usted está experimentando dolor, hacer el mayor esfuerzos para ejercer. Lubricantes fluidos lentamente hará más fácil de hacer! Si estás en el dolor extremo, puede tomar Tylenol 1/2 hora antes del entrenamiento.

<u>Yoga</u> : Hacer yoga unos 10-15 minutos al día, acostado en su volver cómodamente, le proporcionará muchos beneficios para la salud, físicamente, mentalmente y espiritualmente.

Puede comprobar algunos ejercicios útil en estos sitios Web:

http://www.ehow.com/way_5344176_top-yoga-Exercises-hip-
Pain.html y

http://www.LIVESTRONG.com/article/419696-Gentle-
Exercises-
abajo cuando mentir /

Espero que encuentres la información muy útil.

BER SHEILA, 2012.

FRÍO - DE PREVENCIÓN SEÑALES TEMPRANAS

ASESORAMIENTO.

¿Sintiendo los signos de venir frío? Detener antes de que se obtiene lo mejor de TI. Protéjase de inmediato, simplemente siguiendo mis mejores sugerencias:

Tomar:

1. Beta caroteno - 25.000 I.U. con una cucharada de aceite de lino, o con algunos mantequilla, para mejor absorción, ya que es una vitamina de grasa solubles. También es un anti inflamatorio.

2. Vitamina C - 2.000-4.000 mg. un día 2.000 mg. en AM y 2.000 mg. PM hora.

3. Aceite de hígado de bacalao - 2 cucharada al día. Le proporciona el aceite muchos beneficios para la salud: reducir el colesterol, la sangre de adelgazamiento, fortalece el sistema nervioso, reducir la inflamación, Ayuda contra la depresión, la memoria mejora y mucho más. El aceite es muy alto en vitamina a y D.

4. <u>Vitamina B-12</u> - (mejor versión que es altamente absorbible: <u>CIANOCOBALAMINA</u>) tomar 1000-2000 mcg. Diario.
Es una vitamina indispensable para el fortalecimiento de la inmunidad, para aumentar la energía, para la depresión, el sistema nervioso y mucho más.

5. <u>Complejo B-</u> 1-2 cápsulas al día, para la salud global.

6. <u>CALOSTRO-</u> 2-3 cápsulas al día. <u>Esto es absolutamente un suplemento para evitar un resfriado y fortalecer su sistema inmunológico.</u> Este producto es natural y se encuentra en las glándulas mamarias. <u>Calostro contiene gran cantidad de anticuerpos llamados "secretora inmunoglobulina" (IgA)</u> que ayudan a proteger las membranas mucosas en la garganta, los pulmones y los intestinos del lactante.
Cuando se siente desgastado, recomiendo para tomar siempre Calostro, al menos durante los primeros 2-3 días de una aparición de un resfriado.

Además, es una buena idea también tomar <u>Tylenol</u> 325 mg. 1 tableta, 2 x un día, para uno o dos días, ya que tiene efecto detención de resfriados, debido a su anti inflamatoria acción.

Alkalize! : *La mayoría de nosotros tienen pH ácido, debido a una dieta ácida, alta estrés toxinas niveles, biológicas y químicas y otros factores.*

Para alcanzar un pH equilibrado, ligeramente alcalino, deberemos alkalize diariamente. PH ácido (un desequilibrio) tiene muchas repercusiones negativas importantes en la salud. Nuestra defensa inmune es reducido, y el resultado es mayor nivel microbiano, aumento de la inflamación, causando enfermedades, incluyendo el resfriado común.

A alkalize : Tomar ½ cucharadita de bicarbonato de sodio en 1 taza de agua, agitar bien y beber junto con 1 tableta de potasio 99 mg. potasio es necesario para mantener líquidos electrolitos equilibradas, así como para mantener el nivel de presión arterial normal.

* Manténgase alejado de la comida basura.

* Reducir la ingesta de azúcar! Si toman excesivamente, experimentará: azúcar en la sangre 1) frecuentes fluctuaciones, sobrecrecimiento 2) microbiana, resultando en un nivel superior de cuerpo inflamación. 3) lenta cicatrización. 4) Inquietud.

* abstenerse de consumir carne roja, como coloca una carga sobre el sistema inmunológico, debido al largo tiempo de digestión.

* Comer pescado o pollo, ya que éstas proporcionan más beneficios para la salud, y son antiinflamatorio. Ayudan a sanar más rápidamente.

*Para librar de flema, tomar <u>Tumeric</u> polvo. Borrará sus pulmones, bastante rápidamente. Tomar 1 cucharada en 1 taza de agua, hervida Agitar bien, enfriar y beber 1, 3-3 x un día, hasta que se sienta mejor! ¿Beber antes o después de la ingesta de alimentos. ¡ Funciona!

* Beber sopa de pollo, un real! Paquetes comerciales no proporcionan los mismos beneficios.
Si no tienes caldo de pollo, comer carne de pollo en cualquiera formulario te gusta, preferiblemente no frito. Puede ser en un ceñido, un sandwich, o por cuenta propia.

* mantener sus extremidades del cuerpo (cabeza y pies) caliente, ya que son más sensibles a los cambios de temperatura, que pueden influir su resfriado.

Le deseo una rápida recuperación.

BER SHEILA, 2012.

Descargo de responsabilidad

SHEILA BER BIOGRAFÍA 2012.

Profesionalmente:

Soy un **Tecnólogo microbiológicos y químicos**, actualmente trabaja como **consultor naturista**.
Trabajé en microbiología y química, de unos 12 años, en las industrias de productos farmacéuticos, cosméticos y artículos de tocador.

Empecé como un microbiológico y químico analista. Realizado: análisis químico y microbiológico de materias primas, productos terminados, variedad de materiales de embalaje y su compatibilidad con diferente rango de productos terminados.

Pruebas de análisis químico se llevaron a cabo con instrumentos avanzados tecnológicamente actualizados, tales como espectrofotómetros y otros aparatos.
Pruebas microbiológicas incluida la incubación de las muestras y estudios microscópicas de una variedad de bacterias, levaduras y hongos.

También estaba involucrado en investigación y desarrollo y en las formulaciones de gran variedad de productos.
He realizado muchas formulaciones y modificado algunos cuando sea necesario.

Yo he avanzado varios años más tarde, a una posición más alta con el título de administrador de Control de calidad.

Mi trabajo incluida:
1) Control de calidad de materias primas, productos, terminados envasado.

2) Fui responsable de la gestión y el apoyo del personal de laboratorio.

3) Además, he realizado inspecciones en las instalaciones de producción de la planta, los equipos, incluido el sistema de ventilación y otros sistemas. Informes mensuales sobre las conclusiones, mis recomendaciones e implementación de acciones correctivas necesarias.

4) Comunicación con Health Canada, especialmente para obtener sus aprobaciones reglamentarias para nuevos productos y nuevas patentes. Proporcionarles información MSDS de las materias primas involucradas en todas las formulaciones y documentación. He disfrutado enormemente todas las obligaciones anteriores.

Es muy técnicamente trabajo involucrado, muy interesante y desafiante.

Personalmente:

Por lo general, soy bastante poco convencional, aunque como envejeciendo, ser un poco más convencional. Me gustan las cosas recta simple, sin complicaciones!
Me gusta ayudar a la gente. Tratar de ver las cosas, situaciones, desde diferentes perspectivas.

Me abstenerse de juzgar a otros, pero necesito saber todos los hechos y las razones de su comportamiento particular, pensamientos y acciones, antes de formar cualquier opinión.
Aprovecho todo con un grano de sal, siempre estancia alerta y cautelosa.

La vida tiene sus altibajos, pero siempre intentan mantenerse a flote. Es la palabra clave!

A menudo comprobar mis expectativas y puede bajar a veces, para mantener las cosas en perspectiva.

A la edad de 20 años, he realizado 2 años de servicio en el ejército, ocupar la posición de sargento. Definitivamente, fue una experiencia de vida significativo para mí.

Tengo dos crecido hijos. Me encanta muy caro!
Disfrutar de ser una madre cuida, no es perfecta, con siempre margen de mejora.

EDUCACIÓN:
He graduado con **honores en la ciencia,** *y con* **distinción física.**

Seneca College
Tecnología microbiológicos y químicos

Escuela técnica
Redacción de arquitectura y mecánica

Escuela de contabilidad
Contabilidad general

OCUPACIÓN:

Estoy trabajando como consultor naturista.

HISTORIA DE EMPLEO:
DROGAS empresa comercial - Toronto
Tecnólogo químico y microbiológico

SUS - Toronto
Control de calidad / Gerente de laboratorio

REVLON - Toronto
Control de calidad / Gerente de laboratorio

Negocios de ACCENTURE para utilidades - Toronto
Contabilidad/administración

Me Vivió en:

1) Toronto, Canadá,
2) Argentina.

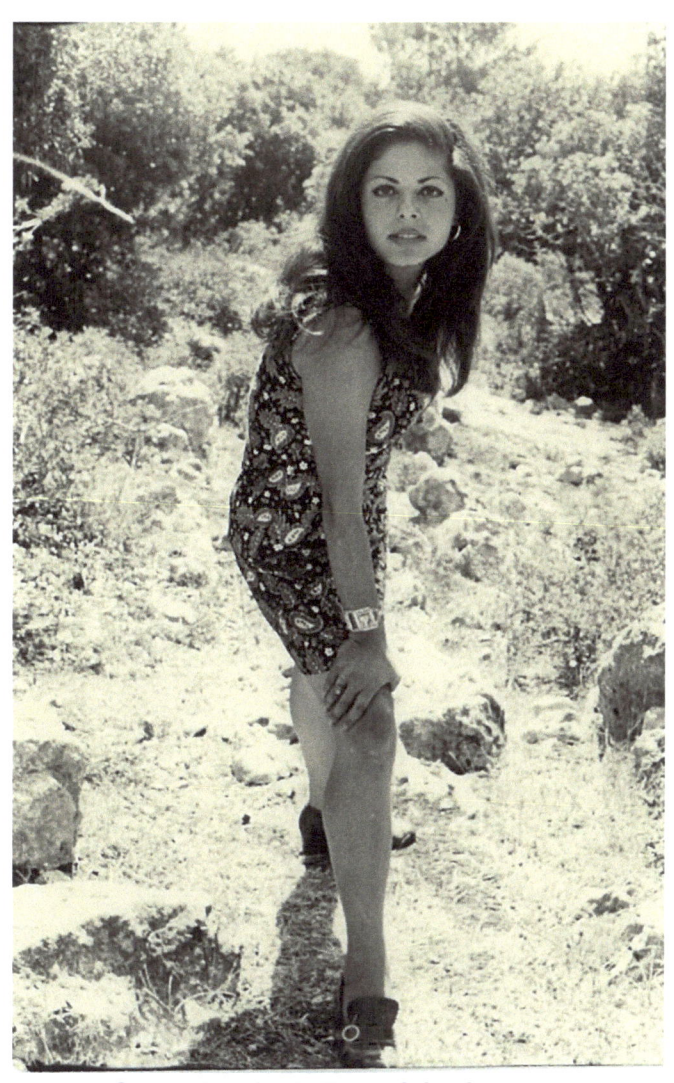

SHEILA BER, 2012.
(SHULLA)

Descargo de responsabilidad.

ALKALIZE y sobreviven!